Mme le Dr SOSNOWSKA

Le Végétarisme
en Thérapeutique

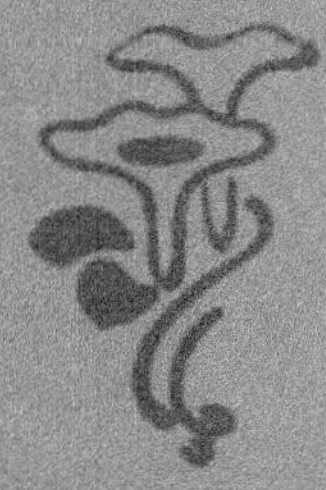

Prix : **75 centimes**

PARIS
SOCIÉTÉ VÉGÉTARIENNE DE FRANCE
Rue de Vaugirard, 51

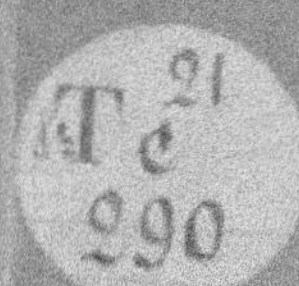

Mme le Dr SOSNOWSKA

Le Végétarisme en Thérapeutique

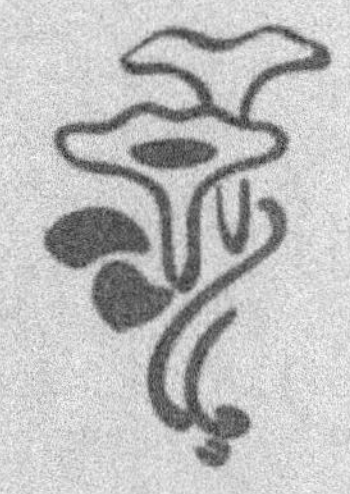

PARIS
SOCIÉTÉ VÉGÉTARIENNE DE FRANCE
Rue de Vaugirard, 53

Le Végétarisme en Thérapeutique

(Conférence faite à la Société Végétarienne de France le 14 décembre 1912)

PAR Mme LE Dr SOSNOWSKA

———

Le sujet que je me propose de traiter est très vaste ; il englobe toute la médecine, toute la pathologie, toute l'hygiène. Aussi l'immensité des matières qu'il comporte aurait pu me faire reculer si, après avoir consulté maints documents, il n'était ressorti de cette lecture une idée dominante très encourageante pour l'ardente végétarienne que je suis : « La viande produit des toxines, encrasse l'organisme et trouble ses fonctions. »

Les auteurs non végétariens mêmes émettent cette opinion et vont plus loin en disant que, dans beaucoup de maladies, il faut supprimer la viande et que, même à l'état de santé, il faut en diminuer la consommation.

Le régime purement végétarien préconisé par les maîtres, et que l'expérience de vingt années d'exercice m'a fait adopter pour les gens bien portants, serait-il donc applicable en thérapeutique ?

J'essayerai ici de le démontrer à l'aide de déductions tirées de la construction même de l'organisme.

Pour croître, vivre, travailler, l'homme doit se nourrir de matières qui servent à la formation du corps pendant la croissance, au renouvellement des cellules détruites par les fonctions vitales et à la production des mouvements de l'action, de l'énergie.

L'organisme humain contient un grand nombre de corps simples : chlore, brome, iode, phosphore, soufre, arsenic, fluor, silicium, potassium, sodium, calcium, magnésium, fer, cuivre, manganèse, aluminium, bore, carbone, hydrogène, oxygène, azote.

Tous ces corps s'éliminant régulièrement par la peau, les matières fécales et l'urine, l'organisme doit en introduire chaque jour de nouveaux de composition analogue; de là, nécessité d'*aliments albuminoïdes*, de *matières ternaires*, ou *hydrates de carbone* (amidon et graisses) et de *sels minéraux* qui renferment ces corps simples.

L'aliment, après avoir été ensalivé dans la bouche, est digéré par les enzymes de l'estomac, de l'intestin et par les microbes; transformé au sein des cellules intestinales à l'état utilisable pour l'organisme, il est introduit, par le canal thoracique, dans la circulation veineuse, puis, après avoir été appelé à s'oxygéner dans les poumons, il est enfin distribué, par les artères, jusque dans l'intimité des tissus.

Prenons la *matière albumineuse* et suivons-la depuis la bouche jusqu'au point où elle doit servir à réparer la cellule, à la nourrir, en un mot contribuer au processus vital.

Un fait est à noter tout d'abord :

La matière albuminoïde animale, introduite dans l'organisme, constitue un tel poison que si l'organisme n'employait pas toutes ses forces à la changer, à la remanier, à l'adapter, à la rendre homogène à son protoplasma, il succomberait.

La matière albuminoïde végétale est plus difficilement assimilable, mais moins nuisible.

Mastiquée, ensalivée et gonflée dans la bouche, elle n'y provoque aucune action chimique. Dans l'estomac, sous l'influence des pepsines et de l'acide chlorhydrique, la matière albumineuse se divise en deux corps distincts ou hémicorps : hémialbumoses et hémipeptones, d'une part, antialbumoses et antipeptones, d'autre part.

Ces derniers ne subissent aucun changement ; seuls les hémicorps, dans la proportion d'un tiers, se transforment ultérieurement, sous l'influence de la trypsine pancréatique, en corps cristallisables.

Le suc pancréatique sécrété par le contact de l'acide chlorhydrique stomacal sur la muqueuse du duodénum contient un enzyme inactif, le zymogène qui, sous l'influence d'un corps nommé l'entéro-kinase, se transforme en un ferment très puissant sur la digestion des albumoses, la trypsine.

Zunz a démontré que la résorption stomacale n'a aucune action sur les corps albumineux, mais seulement sur les corps cristallisables (désagrégation des corps albuminoïdes sous l'influence de la trypsine pancréatique) et que sous cette forme seulement ils pénètrent dans le chyme.

Les nouvelles recherches ont démontré que la digestion principale des matières albuminoïdes se fait dans la première partie de l'intestin grêle, sous l'influence du ferment des glandes de Brunner qu'on appelle Eripsine. Ce ferment transforme les albumoses et les peptones en corps cristallisables, par conséquent aptes à être assimilés.

L'éripsine se trouve principalement dans les cellules de la muqueuse intestinale et son action sur les albumoses est surtout cellulaire interne.

Sous l'influence de la trypsine, les hémialbumoses et les hémipeptones subissent une décomposition ultérieure en corps cristallisés qui ne prennent, selon Kuhn, aucune part à la néoformation de l'organisme.

Les antialbumoses et les antipeptones résistent à la digestion trypsique, sont résorbées par la muqueuse intestinale et se transforment en albumine coagulable circulante servant à remplacer l'albumine usée dans les cellules de l'organisme.

Si donc l'intestin grêle subit des perturbations fonctionnelles ou anatomiques, l'organisme tout entier en souffre et réagit avec violence. Si un désordre se produit dans la désagrégation de la partie albuminoïde, cette dernière, arrêtée dans son chimisme, présente un poison très violent pour l'organisme.

La toxicité du contenu intestinal décroît à mesure qu'on se rapproche du gros intestin.

Les microbes ont aussi une action sur la matière albuminoïde ; dans l'intestin grêle, ils produisent le même effet que les enzymes, mais la désagrégation des corps cristallisés se poursuit plus loin en corps secondaires, corps gras et aromatiques.

Les auteurs étrangers qui se sont occupés de la digestion de la molécule albuminoïde dans les intestins par les microbes ont trouvé que : « La désagrégation des acides monoaminés et diaminés qui caractérise la putréfaction albumineuse ne se produit normalement que dans le gros intestin, où la réaction est alcaline. »

Les cellules de la muqueuse digestive ont la propriété de reconstituer, aux dépens des corps cristallisables diaminés et monoaminés, une nouvelle albumine de constitution différente de celle qui se trouvait dans l'intestin et qui, absorbée par le sang, peut servir à reconstituer les organes, tandis qu'une *albumine animale* qui y aurait pénétré sans cette transformation préalable se comporterait comme un corps étranger et serait voué à l'excrétion par l'urine. Les corps cristallisables sont brûlés dans l'organisme et donnent les produits ultimes du métabolisme qui sont urée, acide carbonique et eau ; les corps gras et aromatiques, produits de la putréfaction bactérienne dans le gros intestin, ne se décomposent pas comme les précédents, et s'ils sont en trop grande quantité, ils peuvent être nuisibles pour l'organisme.

Les *substances ternaires* se divisent en deux classes : les hydrates de carbone (amidons et sucres) et les corps gras. Ces aliments jouent dans l'organisme le premier rôle, ce sont eux qui fournissent presque la totalité de l'énergie que nous dépensons à chaque minute de notre existence.

Par l'intermédiaire des ferments et des microbes de l'intestin grêle, les matières ternaires se transforment en glucose, matière utilisable par excellence pour la cellule humaine, car, au contact de l'oxygène, elle brûle et se dédouble en acide carbonique et en eau.

Le type de l'aliment ternaire est la céréale, les pâtes alimentaires, les farineux et le sucre ; les aliments ternaires brûlent en quelque sorte dans le corps, produisent la chaleur et dégagent les forces de la vie ; on les nomme pour cela aliments combustibles ou respiratoires.

Les hydrates de carbone se présentent à l'épithélium intestinal sous forme de glucose et c'est seulement sous cette forme qu'ils sont assimilables et nutritifs.

Le glucose est fourni en partie par l'amidon des céréales et des légumineuses, le reste vient des fruits. Les transformations s'accomplissent grâce au ferment amylolytique que le pancréas verse dans la cavité intestinale. Après la saccharification, le glucose est recueilli par les cellules épithéliales de l'intestin qui le déversent dans les capillaires de la grande veine mésaraïque qui le conduit au foie, où il s'accumule sous forme de glycogène.

Sous l'influence des microbes intestinaux, le glucose peut subir des fermentations diverses et donner des produits acétiques, lactiques, formiques, butyriques, alcooliques, jusqu'à décomposition finale de l'aliment en acide carbonique et hydrogène.

Les *graisses* sont émulsionnées par les ferments intestinaux, c'est-à-dire réduites en une infinité de petites gouttelettes très fines.

Un ferment lipolytique, la lipase, les saponifie et les dédouble en glycérine et en acides gras. Si les graisses ne sont pas dédoublées dans les intestins, elles s'accumulent dans le tissu conjonctif et produisent l'obésité, quand elles sont en trop grande quantité.

Les graisses émulsionnées ne passent pas par le foie, mais sont recueillies par les chylifères qui les conduisent dans le canal thoracique, la veine cave supérieure, et l'oreillette droite, le cœur droit et les poumons.

Les *aliments minéralisateurs* sont de premier ordre pour notre organisme; ce sont surtout les fruits et les légumes verts ou aqueux qui sont aussi riches en sels minéraux, sel de potasse, chlorure de sodium, phosphates, sels de chaux, de magnésie, fer.

Les aliments minéralisateurs sont digérés par les enzymes et microbes de l'intestin.

Le phosphore sert à la construction des noyaux cellulaires, c'est-à-dire à la régénération même de la matière vivante; voilà pourquoi le phosphore est tellement indispensable pour la vie même et, s'il diminue, si son apport est insuffisant, tout l'organisme en souffre.

Le *fer* est indispensable à la reproduction des globules rouges.

Le rôle des sels minéraux chez les êtres vivants a fait depuis quelques années l'objet de recherches importantes. Tous les liquides de notre organisme sont des solutions minérales, pour ne citer que la salive ; il faut donc entretenir cette minéralisation fonctionnelle par les céréales, fruits et légumes verts, tous riches, comme nous le savons depuis longtemps, en sels minéraux.

** **

L'organisme humain ne reçoit pas les toxines toutes fabriquées, mais il emploie son industrie à les produire à l'aide de matériaux qui lui sont fournis par l'alimentation.

De plus, il ne s'habitue pas aux poisons, au contraire ; plus il recèle de matériaux nuisibles, de déchets, plus il est sensible aux nouveaux poisons. Cette inaptitude s'appelle *anaphylaxie*.

Tout d'abord, les déchets organiques opposent un obstacle à la nutrition, puis vient la cessation complète des échanges, ensuite le ralentissement du mouvement vital, peu à peu la cellule noble des organes disparaît, pour être remplacée par le tissu conjonctif et graisseux. Alors commence la déchéance organique qui se termine par la mort.

Mais l'organisme humain est si admirablement agencé qu'il se défend contre les toxines et les poisons à l'aide des organes que nous pouvons appeler *les sentinelles de l'équilibre fonctionnel* : estomac, intestin, foie, rein, peau, poumons.

Tant que ces organes sont sains, ils peuvent opposer une utile résistance ; mais par l'usure, il se produit l'hyper-fonction qui amène la fatigue, suivie de l'hypo-fonction ou méiopragie.

La première sentinelle c'est l'*estomac*. Quand vous lui donnez trop d'aliments, et de nature ou de qualité qui ne lui convient pas, il se révolte et manifeste son mécontentement par des vomissements qui débarrassent l'organisme du contenu stomacal nuisible ; ou par des migraines qui le forcent à prendre un repos alimentaire obligatoire de vingt-quatre heures où, quelquefois, de deux jours. Je connais une personne, végétarienne depuis seize ans, devenue tellement sensible à ce qui est bon ou mauvais pour sa santé que, lorsqu'elle mange quelque chose de contraire à son organisme, elle sent une petite pointe de douleur à l'une des tempes ; on dirait que son instinct est revenu.

La seconde sentinelle qui veille au maintien de l'ordre de notre machine, ce sont les *intestins*. Les diarrhées provoquées par la mauvaise alimentation, ou par la mauvaise digestion, causant l'encombrement intestinal, sont salutaires, et il faut savoir les respecter ; les supprimer, c'est fermer la soupape de sûreté d'une chaudière à haute pression.

Une de mes malades de petite santé, grâce au régime végétarien vivait passablement depuis quinze ans. De temps à autre elle avait des diarrhées que je trouvais salutaires pour le fonctionnement très ébranlé de son organisme. Tout dernièrement, un peu effrayée par une durée un peu plus prolongée de ses diarrhées, elle alla consulter en Suisse un médecin qui l'en débarrassa complètement.

Guérison éphémère : la malade a été prise subitement d'un accès d'artério-sclérose et d'aortite aiguë, avec une embolie à la jambe, impotence et immobilité qui l'ont tenue clouée au lit pendant trois mois.

La troisième sentinelle, c'est le *foie*. Le foie est l'agglomération d'un grand nombre de parties élémentaires, appelées lobules.

Les lobules (environ 5oo par centimètre cube) sont incomplètement séparés par les cloisons émanant de la capsule de Glisson ; il y a continuité de substance entre les lobules voisins.

Dans un lobule se trouvent des cellules hépatiques. La cellule hépatique est une cellule épithéliale glandulaire qui contient du glycogène à l'état gommeux, des granulations biliaires et graisseuses.

La cellule hépatique sans membrane visible est pourvue d'un protoplasma, avec des granulations jaunâtres, graisseuses et autres. Ces cellules sont entourées de deux réseaux ; d'un sanguin, émanant de l'artère hépatique et de la veine porte, l'autre biliaire, allant du dedans du lobule vers l'extérieur.

Le réseau sanguin est donc formé d'un système de vaisseaux extra-lobulaires, artère hépatique et veine porte, vaisseaux afférents du foie, et d'un vaisseau intra-lobulaire qui emporte du centre le sang élaboré par la cellule hépatique purifiée vers les veines sus-hépatiques (vaisseaux afférents), vers la veine cave inférieure.

Les cellules hépatiques sont logées dans les mailles du réseau sanguin, entourées par lui presque de toutes parts ; aussi sont-elles baignées par le sang pour-ainsi dire.

Les canaux biliaires débutent par une foule de petits tubes en cul-de-sac qui enserrent les cellules hépatiques et en retirent la bile ; aussi les voit-on surgir de toutes les mailles du réseau sanguin, s'anastomoser entre eux et former des conduits de plus en plus importants.

Les canaux hépatiques, récepteurs de la bile, conduisent ce liquide dans la vésicule biliaire par le canal cystique. Pendant la digestion, la bile s'écoule simultanément par le canal cholédoque du foie et de la vésicule biliaire dans l'intestin duodénum. (Le sang des intestins ramassé par la veine porte, élaboré et purifié par la cellule hépatique, ramassé par les veines sus-hépatiques va dans la veine cave inférieure et de là dans l'oreillette droite.)

La bile est un liquide jaune d'or à l'état frais qui, à l'air, prend la couleur verte. Elle est neutre, ou légèrement alcaline ; renferme 450 parties d'eau sur 1000, des sels ou pigments, des graisses neutres, leucitines et savons. Les sels principaux de la bile sont : les chlorures de sodium et de potassium, les phosphates de sodium et de calcium ; on y trouve des traces de fer, des substances organiques variées, parmi lesquelles des graisses, de la cholestérine, du glycocholate de sodium et du taurocholate de sodium. La cholestérine est dissoute dans la bile grâce à la présence du glycocholate de sodium ; si celui-ci est en quantité insuffisante, la cholestérine se précipite en formant les calculs biliaires dont l'expulsion produit des coliques hépatiques.

La bile contribue à :

1° L'émulsion de graisses due surtout à l'action du suc pancréatique, ce dernier les saponifie, c'est à dire les dédouble par hydratation en glycérine el acides gras.

2° La bile facilite l'absorption de graisses par les parois intestinales.

3º La bile s'oppose à la putréfaction des matières contenues dans l'intestin. D'après les travaux de Dastre et Floresco, le foie a encore la fonction de fabriquer le fer qui est, comme nous le savons, indispensable pour les globules rouges.

Tous les produits de la digestion, de l'assimilation et de la désassimilation pénètrent dans le sang par deux veines, la veine grande mésaraïque, la veine splénique et la petite mésaraïque réunies ; dans ces courants sanguins se trouvent de nombreuses toxines alimentaires et des déchets cellulaires, puisque le sang de la grande mésaraïque supérieure charrie les produits de l'intestin grêle, et que les veines (petite mésaraïque et splénique) charrient ceux de l'estomac et du gros intestin (produits de la putréfaction).

Ce sang pénètre dans le foie par la grande mésaraïque dans le lobe droit, par la veine splénique et la petite mésaraïque dans le lobe gauche, il y a plus d'urée et de glycogène dans le lobe droit que dans le lobe gauche.

Tout ce sang vicié est élaboré et corrigé par la cellule hépatique ; le sang des veines sus-hépatiques qui se jette dans la veine porte est donc moins toxique que le sang qui vient des intestins.

Le *pancréas* est une glande digestive volumineuse, elle verse son produit de sécrétion, le suc pancréatique, dans le duodénum ; on l'appelle aussi la glande salivaire abdominale.

Le suc pancréatique contient des ferments qui agissent sur les trois espèces de matières alimentaires, les albuminoïdes, les ternaires et les graisses. Ces matières sont contenues dans les cellules principales qui sécrètent le suc-pancréatique.

La *rate* est un organe hémato-potéique, c'est-à-dire destiné à la formation du sang ; à la production et à la destruction des globules blancs.

La *quatrième sentinelle* est représentée par les deux reins.

Le *rein* est contitué par deux couches bien distinctes : la substance médullaire interne d'un rouge foncé et d'aspect strié, et la substance corticale externe d'aspect granuleux.

La couche médullaire est formée par des pyramides juxtaposées, entièrement confondues à leur base, dont les sommets bien distincts les uns des autres sont saillie, comme des mamelons à l'intérieur de l'organe et forment des calices chargés de recueillir l'urine et la porter dans un réservoir temporaire, le bassinet, du bassinet l'urine est portée par l'urétère à la vessie.

Les pyramides de la partie médullaire sont formées par les tubes urinifères droit et ramifiés à angle très aigu qu'on appelle les canaux de Bellini.

Le canal de Bellini, en pénétrant dans la substance corticale, émet plusieurs rameaux contournés sur eux-mêmes; un de ces rameaux aboutit à l'anse de Herle qui a deux branches : une descendante large et une autre étroite ascendante; cette dernière branche aboutit par un tube contourné de Ferrein à une sorte de coupe, dite capsule de Bowmann; cette capsule renferme des capillaires venant de l'artère reinale qu'on nomme le glomenule de Malpighi.

Le sang ramené par l'artère rénale pénètre dans le glomérule de Malpighi à l'état de capillaire, vaisseaux afférents et s'en échappe par une petite veine porte rénale qui donne naissance à un second système capillaire.

Ces derniers entourent étroitement les tubes de Ferrein; les anses de Herle et les pièces intermédiaires. Une veinule, ou vaisseau afférent, emporte le sang dans un rameau de la veine rénale.

La sécrétion urinaire se fait en deux fois :

Ier temps. — L'eau du plasma sanguin apportée par le vaisseaux afférent dans le glomérule, filtré à travers la paroi de la capsule qui l'entoure et s'engage dans le tube contourné de Ferrein.

IIe temps. — Les cellules épithéliales granuleuses avec bâtonnets qui tapissent le tube de Ferrein, la partie large de l'anse de Henle et la pièce intermédiaire, retirent du sang des capillaires l'urée et les autres principes nuisibles qui sont expulsés par l'urine.

Les principaux produits de désassimilation qu'éliminent les reins sont l'acide urique et surtout l'urée. La composition de l'urée est identique à celle du cyanate d'ammoniaque; sous l'action de certains ferments, elle se transforme en carbonate d'ammoniaque.

L'acide urique est éliminé par l'urine, combiné avec la soude, en compagnie de phosphates, de lactates et de chlorures ammoniacaux et alcalins, d'un peu de phosphate de chaux et de magnésie et même d'une très faible quantité de silice.

A la suite d'un régime trop exclusivement azoté, l'acide urique se forme souvent en quantité surabondante dans l'organisme. Les reins deviennent alors impuissants à l'extraire en quantité suffisante et cet acide se dépose fréquemment dans les articulations en compagnie de divers sels : telle est la cause des nodosités qui déforment les mains et les pieds des goutteux. Avant l'apparition de ces accidents, il arrive souvent que le liquide rénal, trop chargé de sels, en laisse déposer à l'état solide, soit dans les reins, soit dans la vessie. La formation de ces calculs constitue la gravelle, affection intimement liée à la goutte. Leur présence produit les coliques néphrétiques; leur expulsion cause de vives douleurs.

La sécrétion constante de sucre par les reins caractérise le diabète sucré; celle de l'albumine caractérise l'albuminurie. Le diabète et l'albuminurie ne sont pas des maladies localisées dans les reins; ce sont des maladies de l'organisme tout entier, dont l'altération de la sécrétion rénale ne fait qu'indiquer l'existence.

La sentinelle rein travaille beaucoup à la purification du sang que le foie n'a pas pu entièrement nettoyer; aussi voyons-nous dans les urines des toxines comme l'urée, l'acide urique, les purines; les produits de la fermentation, comme skatol, indol, indican, albumine, peptones que l'organisme fait tout son possible pour chasser de son coin; mais au bout d'un certain temps arrive aussi la fatigue de l'organe.

La *sixième sentinelle* est représentée par les poumons.

Les poumons se divisent en lobe, lobule primaire, lobule secondaire, alvéole pulmonaire et vésicule pulmonaire. La vésicule pulmonaire reçoit une petite branche d'artère pulmonaire provenant du ventricule droit et une branche de la veine pulmonaire allant à l'oreillette gauche.

Ces différents vaisseaux sanguins forment un réseau capillaire excessivement étendu à la surface de chaque alvéole, de chaque vésicule pulmonaire; ces capillaires embrassent une vésicule pulmonaire à la manière d'un filet enveloppant un ballon. Le sang amené du cœur au poumon par l'artériole pulmonaire se répand en une véritable nappe à la surface de la vésicule dont il couvre les trois quarts et retourne au cœur par la veine pulmonaire. La surface totale de vésicules en contact avec l'air atteint 200 mètres carrés.

La nappe sanguine qui recouvre les vésicules pulmonaires est séparée par un épithélium très mince de l'air contenu dans ces vésicules. Aussi des échanges actifs se produisent entre le sang et l'air à travers l'épithélium constamment appauvri en oxygène et enrichi en gaz carbonique ; l'air des vésicules doit être renouvelé, car il devient rapidement impropre à l'hématose, c'est-à-dire à la transformation du sang rouge foncé de l'artère pulmonaire remplie des différentes toxines en sang rouge vermeil des veines pulmonaires indispensable à la vie même de notre organisme.

Si le foie et le rein n'étaient pas assez puissants pour débarrasser l'organisme des toxines nuisibles, le poumon pourrait jouer le rôle de sauveteur.

Le sang élaboré et nettoyé par le foie, recueilli par les veines sus-hépatiques se jette dans la veine cave inférieure.

Le sang de la partie sous diaphragmatique du tronc et celui des membres inférieurs, avec toutes leurs toxines, s'y mêlent encore et vont aboutir à l'oreillette droite. La veine cave supérieure déverse le sang provenant de la tête des membres supérieurs et la partie sus-diaphragmatique du tronc dans l'oreillette droite que va rejoindre la lymphe, ainsi que les poisons et les toxines de tout le système lymphatique par le canal thoracique et la grande veine lymphatique. Le sang de l'oreillette droite contient donc beaucoup de matières nuisibles à l'organisme. De l'oreillette droite, il va dans le ventricule droit et de là, par l'artère pulmonaire, dans les poumons où, au contact de l'oxygène, nombre de toxines se brûlent, car, à côté d'éléments utiles, se mêlent des éléments tellement malfaisants que leur présence compromettrait complètement notre existence.

Dans les poumons, au contact de l'oxygène, l'hémoglobine réduite redevient oxyhémoglobine ; le sang abandonne sa vapeur d'eau, son acide carbonique et toute une série de poisons volatils et odorants ; il devient propre à l'usage de nos cellules, à leur fonctionnement.

L'intégrité du poumon doit donc être surveillée, afin que sa fonction ne soit ni diminuée ni fatiguée.

Voilà pourquoi nous considérons l'aliment oxygène comme indispensable à notre organisme; nous en réclamons pour nos malades le jour et la nuit et nous demandons le moyen d'augmenter la quantité d'air respirable par l'exercice quotidien.

Le sang artérialisé, c'est-à-dire oxygéné dans les poumons, est ramené par les veines pulmonaires dans l'oreillette gauche, de là dans le ventricule gauche et par l'aorte distribué dans tout l'organisme.

Faisons tout notre possible, par la gymnastique respiratoire, pour fortifier nos poumons, augmenter l'aération, donnons du tirage à notre machine et nous brûlerons du charbon même mauvais.

Tous ces organes sentinelles travaillent à la purification de notre sang, car c'est dans ce milieu interne que se produisent les fonctions des cellules constitutives de l'organisme.

La composition du sang est stable, formée chimiquement de mêmes éléments. Si un corps étranger ou nuisible y pénètre, l'organisme, par un phénomène nerveux, tente de réagir ; mais, après une certain temps, arrivent les maladies qui amènent la mort.

Le sang qu'on recueille dans un vase se divise en *deux* parties : La *partie solide*, ou le caillot, qui est formé par la fibrine coagulée enserrant, dans les mailles de son réticulum, les globules du sang, hématies ou leucocytes, et la *partie liquide*, ou plasma, c'est le sérum sanguin liquide, à réaction toujours alcaline, dont la densité varie entre 10.27 et 10.32. Ce liquide contient en dissolution des matières albuminoïdes, des graisses, du glucose, de l'azote, de l'oxygène, de l'acide carbonique, de l'urée, de l'ammoniaque, des pigments, des matières minérales, parmi lesquelles la principale est le chlorure de sodium.

La composition du plasma est constante, c'est pourquoi il y a un équilibre parfait de tension entre le plasma et les globules.

Après le repas, le plasma se surcharge de graisses, d'urée, de glucose; momentanément la densité change, mais très vite le sang se débarrasse de ce qui l'encombre et reprend sa formule mathématique. Après une injection sous-cutanée, le plasma diminue de densité, mais, très vite aussi, il rend son liquide à l'organisme.

Il y a une certaine pression dans le plasma sanguin produite par les contractions rythmique du myocarde ; grâce à cette pression, le plasma distribue les matériaux nutritifs dans les capillaires, où se produisent des échanges selon les lois osmotiques ; alors se forme un double courant entre les éléments anatomiques et le plasma renfermant tous les matériaux nutritifs élaborés par tout l'organisme. C'est ainsi que la circulation tient sous sa dépendance les phénomènes intimes de la nutrition.

Le plasma donne les bons matériaux aux tissus, pour assurer leur existence, et recueille les déchets par le cœur droit qui le pousse vers les poumons, pour le purifier de nouveau et ainsi de suite jusqu'à la mort.

L'hématie ou globule rouge est une cellule ayant 7 millièmes de millimètre et formée d'un stroma albumineux dont les mailles sont remplies d'hémoglobine. L'homme sain a 5 millions de globules rouges par millimètre cube sang ; elles ont la forme de lentilles bi-concaves.

L'oxygène, en se fixant sur l'hémoglobine, forme un corps appelé oxy-hémoglobine qu'on trouve dans les artères ; dans les veines, on trouve de l'hémoglobine réduite, dépourvue d'oxygène.

Les leucocytes ou globules blancs, plus volumineux, moins nombreux que les globules rouges (7000 par millimètre cube), sont des cellules polymorphes et nucléées sans membrane enveloppante comme les hématies.

Les leucocytes jouent aussi un rôle très important dans la nutrition. La plasmase et la trombase, deux ferments qui maintiennent le sang à l'état de liquide, sont sécrétés par les leucocytes.

Les leucocytes absorbent et digèrent les graisses de la digestion grâce au ferment lipasique.

Les leucocytes contiennent encore des *oxydases*, pour aider à oxygéner les tissus, et des *cytases* qui ont pour but de détruire les éléments nuisibles et les microbes ; le ferment glycolytique se trouve aussi dans les leucocytes.

***

De tout ce que nous avons dit jusqu'à présent, il résulte qu'avant tout, nous devons éviter d'encrasser l'organisme par une alimentation défectueuse, afin de ne pas entraver l'action des organes sentinelles, sous peine de maladie.

D'où nous concluons à l'*utilité du régime végétarien en thérapeutique.*

Les *maladies* peuvent être *aiguës*, c'est-à-dire avec augmentation de température : angine, entérite, rougeole, scarlatine, fièvre typhoïde, appendicite. Dans ce cas, les auteurs s'accordent à préconiser le régime. On ne doit pas donner à manger à un malade qui a la fièvre : diète hydrique pure, eau avec un peu de citron, bouillon de légumes, diète lactée ou jeune absolu, s'il y a intolérance de l'organisme, voilà un point sur lequel tous les médecins sont d'accord.

Quant aux *maladies chroniques*, beaucoup commencent à adopter notre régime, sans toutefois avouer que c'est le régime végétarien.

Passons en revue quelques maladies, en traitant chacune d'elles très succinctement, car il faudrait des volumes pour les décrire en détail.

1° MALADIES DU CŒUR OU CARDIOPATHIES. — Les maladies du cœur peuvent être des maladies de l'orifice mitral, des péricardites chroniques qui donnent des congestions passives du poumon et des stases dans différentes régions veineuses. Enfants, femmes ou hommes atteints d'affections cardiaques sont de véritables infirmes : les enfants ne peuvent pas courir sans être essoufflés, anhélants ; les hommes et les femmes sont condamnés à mener une vie presque sédentaire très réduite à tous les points de vue ; toutes les fatigues, même les moindres leur sont défendues, car ils sont menacés de les voir se terminer par la mort.

Le cœur malade occasionne un trouble profond fonctionnel dans l'hydraulique cardio-vasculaire ; les territoires veineux périphériques et centraux sont engorgés ; il y a stase, œdème. Les sous-muqueuses de l'estomac, du duodénum, de l'intestin grêle et du gros intestin sont infiltrés, et cette infiltration gêne les sécrétions et l'absorption. La digestion est

mauvaise, le foie se congestionne, ainsi que les reins et ils ne brûlent plus les toxines, comme à l'état normal.

Universellement, les auteurs disent : Donnez aux cardiaques une nourriture légère, supprimez le gibier, la viande faisandée ; toute alimentation copieuse peut être néfaste pour les cardiaques ; l'alcool également. C'est là que triomphe le végétarisme avec la ration alimentaire très réduite que nous préconisons.

Le matin, fruits crus ; si l'on a froid, une tasse de tisane ; à midi, légumes verts cuits à la marmite, salade assaisonnée de citron et d'huile, lait caillé. Le soir, fruits et pommes de terre au four avec un peu de beurre, voilà toute la nourriture d'un cardiaque ; de l'eau comme boisson.

Nous avons dant notre clientèle une malade qui a une lésion mitrale tellement grave qu'un de nos confrères lui a déconseillé le mariage croyant qu'elle ne supporterait pas la grossesse.

J'ai mis cette jeune fille au régime indiqué plus haut ; elle s'est mariée, a eu un enfant et se porte très bien, tout en se ménageant beaucoup.

Dans les *maladies des artères*, aortites, rétrécissement et insuffisance aortiques, anévrismes, nous conseillons le même régime. Ces pauvres malades souffrent de dyspnée toxique ; ils ont des congestions actives dans l'appareil respiratoire et les toxines alimentaires provoquent très facilement l'étouffement. La ration alimentaire doit être ici très faible ; les malades ne doivent manger que pour ne pas mourir de faim, car ils meurent de trop de nourriture.

L'*artério-sclérose* est caractérisée par l'hypertension artérielle révélée par le sphygmodynamomètre appliqué sur l'artère radiale. L'artério-sclérose est précédée de la présclérose, l'hypertension de la radiale est de 18, 19, 20 ou 21 ; quand la tension de l'artère radiale est de 22 à 25, l'artériosclérose est installée avec tout son cycle et tous les symptômes méiopragiques viscéraux, c'est-à-dire que tous les organes sentinelles de l'organisme sont affaiblis, sclérosés, dégénérés et, par conséquent, en hypofonction.

Comment nourrir un malade dont aucun organe n'est plus en état de chasser les toxines ?

Il faut donc le réduire au régime, autant que faire se peut : Manger en très petite quantité les substances indiquées plus haut, avec les céréales en plus, surtout du riz ; aux artérioscléreux donner peu à boire, afin de de pas augmenter la pression sanguine. D'ailleurs avec le régime que nous préconisons : fruits, légumes verts, un peu de céréales, lait caillé, les malades ne souffrent pas de la soif.

2° MALADIE DE L'ESTOMAC, DYSPEPSIES. — Nous éliminons complètement le cancer, maladie hélas inguérissable et dont aucun régime n'a raison ; très souvent d'eux-mêmes les malades se mettent au régime de céréales, ou de fruits cuits, en un mot ils mangent ce qu'ils peuvent.

Les dyspepsies stomacales ou digestions difficiles ont pour cause soit l'hypochlorhydrie, c'est-à-dire insuffisance d'acide chlorhydrique, ou l'hyperchlorhydrie surabondance d'acide chlorydrique.

L'hypochlorhydrie est caractérisée par un affaiblissement de la puissance digestive de l'estomac ; on l'observe chez les personnes nerveuses, déprimées ; quelquefois c'est un prodrome de la tuberculose. L'hyperchlorhydrie précède l'ulcère de l'estomac qui se caractérise par la douleur intense paroxystique, l'hémorragie, hématémèse ou méloena. Dans la période de vomissements de sang, les malades souffrent ; nous leur prescrivons alors le jeûne absolu. Après la cessation des hémorragies, du lait toutes les trois heures en petite quantité, et, enfin, quand le malade est beaucoup mieux, céréales, légumes verts et fruits, ce qu'il peut supporter et tolérer.

Nous connaissons une malade qui a eu, il y a quinze ans, un ulcère à l'estomac, avec hémorragies très graves ; elle se nourrit de céréales et fruits cuits et ne supporte pas autre chose.

Les dyspeptiques se trouvent, en général, très bien du régime végétarien, très large même, c'est-à-dire qu'ils peuvent manger des œufs, des plats sucrés, du laitage en dehors du régime classique : fruits, légumes verts, céréales, lait caillé. Je leur conseille, en outre, du pain grillé et, comme boisson, de l'eau chaude sucrée avec un peu de miel ou de sucre d'érable.

Dans les entérites aiguës, l'unique régime, c'est le jeûne, ou la diète hydrique et, sur ce point, tous nos confrères sont d'accord pour supprimer toute alimentation, dès qu'il y a inflammation intestinale manifestée par la douleur, vomissements, diarrhée ou constipation ; l'eau seule est autorisée, si le malade a soif, s'il ne vomit pas ; mais s'il y a vomissements, nous déconseillons plutôt de boire, en nous opposant, toutefois, à cet ostracisme qui consiste à refuser à boire aux malades atteints d'appendicite aiguë. On peut toujours leur donner de l'eau fraîche de bonne qualité, même dans les cas les plus graves, par gorgées, assez fréquemment même.

L'appendicite est une maladie tellement répandue qu'il n'y a presque pas de famille où l'un de ses membres n'a eu son appendice enlevé, et cependant l'appendicite n'est pas une maladie, mais simplement un symptôme aigu d'un mauvais état des intestins. Très longtemps avant la crise, parfois plusieurs années, le malade souffre de douleurs dans le ventre, de mauvaises digestions, de maux de cœur passagers, de phénomènes congestifs du côté du foie et, tout d'un coup, sous l'influence d'un froid ou d'une fatigue, l'appendicite aiguë éclate et les malades se font opérer, ce qui ne les empêche pas, après l'opération, de mener une vie misérable, de souffrir du ventre et de se fatiguer facilement.

Ajoutons que très souvent ces malades, après l'opération, sont obligés de suivre un régime particulier ; mais alors, pourquoi ne pas essayer le régime végétarien pendant un certain temps, quelques mois ou même quelques années, avant l'opération, au lieu d'être forcé, absolument forcé d'y recourir après.

Si l'être humain a tellement de peine à suivre un régime végétarien, s'il se résigne difficilement à manger peu, c'est que nous sommes malheureusement tous gourmands et qu'on ne nous élève pas assez avec les idées qu'il faut manger peu, très peu pour bien se porter, que moins on mange de choses bien choisies pour notre organisme plus on assimile...

L'entéro-colite muco-membraneuse est une maladie qui se manifeste par des coliques excessivement vives s'étendant à tout le gros intestin pendant la digestion intestinale.

Les malades souffrent de constipation opiniâtre et font des

matières sèches et dures qu'on appelle des billes fécales ; ces matières s'accompagnent souvent de glaires ou d'une couche muqueuse rappelant les sécrétions nasales. Quelquefois les malades expulsent, avec les matières fécales, des membranes lamilliformes jaunâtres ou sanguinolentes. Ces manifestations intestinales ont leur contre-coup retentissant sur le foie qui se congestionne et les intestins étant malades sont remplis de mauvais microbes et de toxines.

Dans certains cas, la constipation alterne avec des débâcles de diarrhées profuses. Le régime absolu végétarien est excellent dans ces affections : céréales, pâtes alimentaires, fruits crus et cuits, légumes verts doivent être conseillés selon les symptômes, mais il faut le doigté assez délicat d'un médecin habile pour inspirer une confiance absolue et amener le malade à se laisser guider, car ces affections d'intestins sont généralement fort longues et demandent une patience extrême.

La *constipation* est une maladie très répandue dont souffrent les trois quarts de l'humanité.

Elle est plus grave que l'alcoolisme, disent Ebstein et Lane, et ils ajoutent même qu'elle « est la cause de toutes les maladies depuis l'angine de poitrine et le bégaiement jusqu'au cancer du sein et l'odeur cadavérique de l'homme. »

On la voit dans la fièvre typhoïde, la chlorose, anémie, neurasthénie, auto-intoxication.

Elle produit des phénomènes nerveux, la fièvre, la pigmentation de la peau et l'albuminurie.

Elle est très répandue chez les neurasthéniques, hypocondriaques, les fous surtout, les mélancoliques, car chez eux la sécrétion du suc intestinal est diminuée.

La constipation atteint l'homme à tous les âges. Il est à remarquer que la femme y est plus sujette probablement à cause du corset qui, comprimant les muscles abdominaux, les empêche de pousser pour expulser les matières fécales.

La constipation est installée, lorsque le malade ne vide son intestin qu'à l'aide de moyens artificiels, tels que laxatifs, purges ou lavements.

Aux symptômes suivants se reconaissent les constipés :

1° Après 48 heures sans selle, lorsqu'à la palpation abdominale, le coecum se présente dur, résistant, gros, boudiné et rempli de matières ;

2° Si après une garde-robe, un lavement de 200 grammes d'eau tiède entraîne des matières fécales.

Dans le cas où, le lavement donné, l'on ne trouve aucune matière fécale, il n'y a point de constipation.

La constipation résulte souvent d'une activité insuffisante des muscles volontaires de la défécation, qui doivent augmenter la pression intra-abdominale.

Ces muscles sont le diaphragme, le plancher pelvien et les muscles abdominaux. Leur faiblesse produit la diminution de la pression intra-abdominale et l'expansion des gaz contenus dans l'intestin, dès lors l'intestin se dilate et son activité musculaire diminue.

La faiblesse musculaire est souvent la cause des ptoses viscérales, auxquelles la constipation est très souvent associée ; la ptose produit aussi dans les intestins des coudes anormaux qui augmentent encore la constipation.

L'obésité peut, par la dégénérescence graisseuse des muscles des intestins, produire de la constipation très grave.

L'insuffisance de contractions intestinales peut être produite par :

1° Une alimentation insuffisante ; il faut, en effet, une quantité suffisante d'aliments, puisque si l'on jeûne, les garde-robes s'arrêtent.

2° Le manque d'excitants mécaniques ou chimiques dans les aliments.

Les sauvages concassent le grain, au lieu de le convertir en poudre fine, et parfois ils mêlent du sable, ou de la poussière à la pâte de leurs galettes. Les peuples civilisés enlèvent la plus grande partie de la cellulose du froment ; le pain complet est cependant beaucoup meilleur pour les intestins.

Ils doivent surtout leur extrême prédisposition à la constipation aux régimes mal combinés des pauvres (pas de légumes verts ni de fruits) et aux raffinements de cuisine des riches.

Dans la constipation, il y a diminution des résidus alimentaires, sécrétions intestinales et bactéries et diminution d'eau due à l'absorption plus considérable causée par un séjour trop prolongé dans les intestins.

La constipation peut encore être le résultat de l'atonie musculaire due à un catarrhe de la muqueuse intestinale, ou à de l'atrophie. Il se produit alors une diminution de l'excitabilité des nerfs afférents qui vont de la muqueuse aux centres nerveux périphériques.

Cette diminution d'excitabilité est amenée parfois par une irritation prolongée causée par des purgatifs, ou par un excès de nourriture stimulante.

Mais parmi les causes de la constipation, il faut citer surtout l'abus de la viande et des œufs ; la vie trop sédentaire, l'immobilité prolongée, l'abus des voitures qui ont diminué l'activité musculaire : beaucoup de personnes ne font pas un kilomètre par jour. Or, la contracture des muscles de l'abdomen et du psoas sont pour les intestins un adjuvant indispensable. Les sièges élevés des water-closets sont également néfastes pour la défécation ; nombre de malades ne peuvent obtenir leur garde-robe que sur des seaux.

Le surmenage nerveux diminue la régularité du péristaltisme intestinal.

Les enfants sont surtout constipés par l'insuffisance du fonctionnement intestinal, ce qui revient à dire qu'ils ne vident pas suffisamment leur intestin.

Leur constipation peut être attribuée surtout à leur négligence de se présenter à la garde-robe, au moment où ils y sont sollicités.

Chez les constipés, le régime peut être excessivement varié. Les uns éprouvent une action laxative grâce au pain de son, les autres au pain de Graham ; le lait caillé convient mieux à une troisième catégorie ; le lait cru, froid favorise la garde-robe chez quelques-uns.

En général, le régime lacto-végétarien, ou végétalien pur facilite l'évacuation des matières.

En tous cas, lorsque je commence à soigner une malade, je supprime toute drogue laxative ou purgative, ou tout lavement. J'ai laissé des malades dix jours sans garde-robe, et sous l'influence du régime, elles finissait par vider leur intestin en petite quantité d'abord, puis peu à peu plus abondamment. Le point important est de réveiller les intestins, car le fonctionnement naturel même amoindri est préférable aux purges.

3° MALADIES DU FOIE. — Le foie débarrasse l'organisme des toxines, sécrète la bile qui digère les graisses et antiseptise le contenu intestinal; s'il y a suppression même momentanée de la fonction du foie, l'on peut se rendre compte des perturbations que l'organisme entier à subies.

Angiocholite. — Dans l'angiocholite chronique (maladie des voies biliaires) le foie est volumineux, congestionné, l'action antitoxique de la bile est supprimée, car la bile ne s'écoule plus dans l'intestin, mais se répand dans les tissus. On trouve dans les urines des pigments biliaires et de l'urobiline, ce qui démontre le mauvais fonctionnement de l'organe, et de la glycosine alimentaire, indice certain de l'arrêt de la fonction glycogénique.

Les mêmes symptômes se retrouvent dans la *lithiase biliaire*, dans la *colique hépatique* et dans les dégénérescences graisseuses et scléreuses du foie.

Les dégénérescences fibreuses offrent les mêmes symptômes mais plus prononcés et aboutissent aux diverses cirrhoses atrophique, hypertrophique, alcoolique, syphilitique, paludique, tuberculeuse, et dans lesquels les éléments nobles du foie sont envahis et étouffés par le développement exagéré du tissu conjonctif ou graisseux.

Là nous devons être encore plus prudents, comme régime : dans les ictères aigus, diète hydrique absolue ; dans les maladies chroniques du foie, le minimum de nourriture, surtout des légumes verts, carrottes, épinards, navets, salades cuites, fruits, lait caillé, pain grillé, pas de graisses; si le foie ne peut plus transformer les hydrates de carbone en glycogène, suppression des céréales; de l'eau, comme boisson; jamais d'alcool.

4° MALADIES DU REIN. — Le rein est un organe important protecteur de l'organisme. L'urée fabriquée par nos tissus, par le foie est avant tout sécrétée par les reins. Le sang de l'artère rénale contient 0,02 pour 100 d'urée et l'urine en contient 2 pour 100, preuve certaine que les reins sécrètent de l'urée.

Lorsque les reins sont fatigués, congestionnés, que les malades sont atteints de néphrites aiguës, ou chroniques, ou de lithiase néphrétique, le sang ne peut pas être purifié des scories accumulées dans l'organisme. La sécrétion et l'excrétion urinaire se ralentissent, ou sont suspendues et l'organisme retient les poisons non éliminés, d'où l'urémie.

Dans les maladies du rein, comme les néphrites et la lithiase néphrétique, les auteurs sont d'accord pour conseiller de désencombrer l'organisme des toxines ; le régime lacté est alors très préconisé, mais il fatigue à la longue, car les maladies du rein durent quelquefois une vie ; le régime végétarien, plus varié, sans œufs, ni fromage, est très recommandé et lasse beaucoup moins le malade.

Certains auteurs, malgré la présence d'albumine dans les urines, conseillent la viande ; nous sommes absolument opposée à cette manière de penser et, au contraire, très partisan du régime déchloruré, ayant toujours remarqué que tous les malades faibles de reins se sont bien trouvés de s'abstenir du sel.

5° L'ARTHRITISME est une maladie provoquée par la suralimentation qui engendre la fatigue des organes de digestion et celle de tous les organes protecteurs ; par l'autointoxication de l'organisme, méiopragie de tous les organes et leur sclérose définitive.

Chez les arthritiques tout peut être malade, seulement c'est le degré qui varie : l'un a le foie plus pris, le second le rein, le troisième les poumons, le quatrième toutes les artères, le cinquième les veines et le sixième tout à la fois.

C'est une diathèse qui a tellement été étudiée et sondée dans ces dernières années par d'excellents auteurs, tels que Grandmaison, Pascault ou Rœser, que je ne peux mieux faire que de renvoyer mes lecteurs à ces auteurs.

La *goutte*, l'*obésité*, la *lithiase biliaire*, le *diabète*, la *neurasthénie* se produisent par le ralentissement des mutations nutritives de l'arthritisme.

Tous les arthritiques sont des hyperacides, des suralimentés ; il faut leur donner le régime végétarien ; si l'on veut, l'on peut ajouter des œufs, du laitage ; mais avant tout il faut leur réduire la quantité de nourriture et la fréquence des repas.

Nous ne voulons dire que quelques mots de la *tuberculose*,

puisqu'ici même à cette société nous avons entendu des médecins éminents affirmer qu'il ne faut plus suralimenter un tuberculeux, qu'il ne faut plus le gaver ni l'engraisser, que cela ne le sauve pas, au contraire. Nous avons vu des malades suralimentés, ayant engraissé, mourir d'hémoptysies en quelques jours. Ménagez donc les organes protecteurs de vos tuberculeux, ne les fatiguez pas, donnez-leur de l'alimentation sans toxines : fruits, céréales, légumes verts et surtout donnez-leur de l'oxygène avec la vie à la campagne et vous les guérirez.

6° MALADIES NERVEUSES. — Un grand nombre de personnes sont considérées comme atteintes de maladies nerveuses très graves, paralysie générale, par exemple, tellement ils offrent de phénomènes nerveux graves. Souvent, ils présentent une insuffisance hépatique, ils sont urémiques, arthritiques et l'amélioration survient manifestement après qu'on les a sevrés de leur poison ou qu'on leur a appliqué les régimes nécessités par l'état de leur foie ou de leurs reins.

Certains alcooliques, prédisposés héréditaires, présentent aussi un début de syndrome paralytique. Ces malades ont des troubles de la mémoire, de la fatigue d'attention, perdent les facultés d'observation et de réflexion, le sens critique et le sens moral, les idées deviennent incohérentes et les actes absurdes, et comme souvent ils présentent en même temps du myosis, de l'inégalité pupillaire, de l'embarras de la parole, on diagnostique la paralysie générale. Le malade est interné et, au bout de quelques mois, il revient à l'état normal. Les troubles mentaux disparaissent, et bientôt les signes physiques s'effacent. Les pupilles reprennent leur dimension normale et réagissent, l'embarras de la parole lui-même disparaît.

L'alcool n'est pas le seul poison qui peut provoquer ces symptômes.

On cite des cas de pseudo-paralysie générale après des intoxications par l'éther, le plomb, le cuivre, chez des glycosuriques, des urémiques et même chez des sujets atteints de bronchite chronique; il y a des pseudo-paralytiques généraux arthritiques. Tous ces malades sont des dégénérés mentaux chez qui les troubles nerveux latents sont mis en activité par un stimulant toxique.

On s'occupe depuis quelque temps de l'influence du régime

sur le système nerveux des enfants, à propos de leur éducation. Nous qui avons soigné et vu beaucoup d'enfants végétariens, nous les trouvons moins violents et moins vicieux que les autres; ils ont le sens moral plus développé, le cœur aussi; le mal leur répugne; ils sont plus appliqués, plus assidus au travail intellectuel et plus résistant au travail physique.

Sans vouloir parler des maladies nerveuses avec lésions anatomiques, ce qui entraînerait trop loin, disons cependant quelques mots de l'épilepsie. Nous avons remarqué dans différents sanatoriums végétariens des épileptiques qui, soignés au régime fruitarien, avec très peu légumes verts et de céréales, voyaient leurs crises diminuer de fréquence.

La neurasthénie est un état pathologique très répandu de nos jours et qui produit des désordres profonds dans les processus de la nutrition. Dans la neurasthénie, c'est le système central qui est atteint et, comme c'est lui qui tient sous sa dépendance toutes les mutations nutritives, il ne peut plus transmettre au système vaso-moteur les incitations qui règlent son activité normale. Les neurasthéniques se caractérisent surtout par les préoccupations morales; ils sont tristes, voient tout en noir, se préoccupent de leur santé, en même temps ils ne mangent pas, dorment mal, souffrent souvent partout.

Nous conseillons à ce genre de malades le régime végétarien, comme étant des intoxiqués et des méiopragiques; tous leurs organes sont affaiblis, ne les intoxiquons pas davantage. Varions seulement le régime, ils le supporteront très bien, car le neurasthénique a besoin de changement.

En général, nous pouvons dire que le régime de tous les névropathes doit être modéré, non toxique.

7° LES MALADIES CUTANÉES. — La suralimentation habituelle a souvent pour conséquence tardive des manifestations cutanées. Beaucoup d'affections cutanées sont le résultat d'auto-intoxications digestives, comme l'urticaire, par exemple.

Nous avons connu des malades à qui les fraises donnaient l'urticaire, tant qu'elles avaient été carnivores; devenues végétariennes, elles ont pu très bien manger beaucoup de fraises, sans aucune manifestation cutanée. Les fruits ne se mélangent pas avec la viande; certaines maladies de peau, telles que l'acné, l'eczéma, l'urticaire, le prurigo, la furonculose résistent à l'action de milliers de pommades et guérissent absolument pas le régime fruitaro-végétalien.

Dans les maladies de peau, le végétarisme triomphe absolument; tous les médecins sont unanimes sur ce point.

Pour nous résumer, en quelques mots, nous dirons que le régime végétarien est précieux et tout à fait indiqué dans un grand nombre de maladies; mais, comme à notre avis prévenir vaux mieux que guérir, il faut en déduire que le régime végétarien doit être appliqué aux gens bien portants pour éviter les maladies.

Dr SOSNOWSKA.

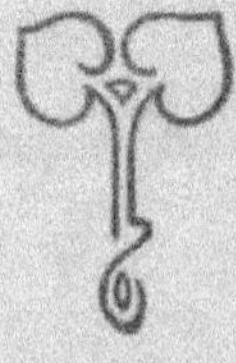

Imp. L. PATERNOTTE, place des Arcades, 4, Watermael-Bruxelles. — Tél. A. 7334.

Société Végétarienne de France

STATUTS

ARTICLE PREMIER. — Il est fondé en France une société ayant pour titre
« Société végétarienne de France » et pour but de propager le végétarisme et de
faire valoir les avantages de tout ordre qu'il présente.

Le siège social est fixé, 53, rue de Vaugirard, à Paris, chez M. Morand,
secrétaire-général.

ART. II. — La Société est composée de :

1° Membres actifs ;

2° Membres associés ;

3° Membres perpétuels ;

4° Membres d'honneur ;

5° Membres correspondants ;

6° Membres honoraires ;

1° Les *membres actifs* sont ceux qui pratiquent le végétarisme, c'est-à-dire qui
excluent de leur alimentation toute espèce de chair animale.

Ils paient une cotisation annuelle de 5 francs par tête, réduite à 10 francs par
famille ;

Ils n'ont droit de vote dans les assemblées de la Société que s'ils sont de
nationalité française. S'ils sont étrangers, ils n'ont que voix délibérative ;

2° Les *membres associés* sont ceux qui s'intéressent aux végétarisme sans le
pratiquer ; ils paient la même cotisation que les membres actifs et jouissent des
mêmes droits ;

3° Les *membres perpétuels* versent une fois pour toutes une somme de 50 francs
qui les libère de toute cotisation ultérieure ;

4° Le titre de *membre d'honneur* est décerné par un vote de l'assemblée générale et dispense de toute cotisation ;

5° Le comité peut nommer *membres correspondants* certaines personnes qui
sont en relations avec la Société à titre amical. La cotisation pour les membres
correspondants n'est pas obligatoire ;

6° Est *membre honoraire* toute personne non sociétaire qui par ses ouvrages,
ses connaissances spéciales, sa propagande ou ses dons aura contribué au développement du végétarisme. Ce titre sera donné en assemblée générale et sur la
proposition du Comité.

ART. III. — Les ressources de la Société se composent de dons, cotisations et
subventions.

ART. IV. — La Société devra subvenir aux dépenses, tout en créant un fond
de réserve au minimum du cinquième des sommes reçues.

Le comité ne pourra prélever tout ou partie du fonds de réserve sans l'autori-
sation de l'assemblée générale.

ART. V. — La société est administrée par un comité de cinq membres au
moins, tous actifs.

Il nommera lui-même son bureau qui se composera d'un président, d'un secrétaire et d'un trésorier ; ces deux dernières fonctions pourront être confiées au même membre.

ART. VI. — Les membres du comité sont élus pour trois ans par l'assemblée générale.

Ils sont rééligibles.

Le comité a le droit de disposer des fonds et titres de la Société. Il pourra déléguer ses pouvoirs à trois de ses membres pour un objet déterminé en un temps limité qui peut durer trois ans mais ne saurait excéder ce laps de temps.

ART. — VII. — Le président ordonne les dépenses et vise les pièces comptables. Il représente la Société dans ses rapports extérieurs.

ART. VIII. — Les fonds sont déposés chez le trésorier qui perçoit les cotisations et acquitte les dépenses visées par le président ou par son suppléant.

Le trésorier versera un cautionnement.

ART. IX. — L'admission des nouveaux adhérents est faite par le comité et ratifiée par l'assemblée générale.

ART. X. — Tout membre qui aura omis de payer sa cotisation pendant une année sera rayé de droit après avis motivé du trésorier. Toute plainte formulée en vue de la non-admission ou de la radiation d'un membre sera soumise au comité qui en rendra compte à l'assemblée générale.

ART. XI — La Société se réunira en assemblée générale au moins une fois par an, sur la convocation de son président.

Les sociétaires devront être convoqués au moins quinze jours avant l'assemblée.

ART. XII. — Des assemblées générales extraordinaires peuvent avoir lieu à toute époque de l'année, après décision du comité ou sur la demande d'un tiers des sociétaires.

ART. XIII. — Tout sociétaire désirant faire figurer une proposition à l'ordre du jour d'une assemblée générale doit en aviser le président au moins quinze jours avant cette assemblée.

ART. XIV. — Toute discussion politique ou religieuse doit rester étrangère à la Société.

ART. XV. — L'interprétation des présents statuts appartenant au comité, celui-ci prendra les mesures nécessaires dans tous les cas non prévus par eux, sous réserve de la ratification ultérieure de ses décisions par la prochaine assemblée générale.

Le Président,	*Le Secrétaire,*
Dʳ GRAND.	J. MORAND.

Les cotisations et envois de fonds doivent être adressés directement au Trésorier et la correspondance au Secrétaire Général, au Siège Social de la S. V. de F., 53, rue de Vaugirard, Paris (6e).

Publications de la Société Végétarienne de France

Les publications végétariennes sont expédiées FRANCO sur demande adressée au *Secrétaire de la S. V. de F.* : M. Morand, 53, rue de Vaugirard, Paris (6e). Toute demande doit être accompagnée du montant de la valeur des ouvrages.

Notions succinctes sur le végétarisme 0.20
  25 exemplaires 3.75 — 50 ex. 6 fr. — 100 ex. 10 fr.
Examen scientifique du Végétarisme, par J. Lefèvre, de la S. V. de F. 2.50
La Philosophie de l'Alimentation. Exposé de faits d'expérience. Preuves
  d'ordre anatomique, chimique, médical et moral, par le D' Jules Grand,
  président de la S. V. de F. 1.25
De la Restriction alimentaire, par le D' Jules Grand. 0.40
Alimentation et hygiène de l'arthritique (Ration et Régime alimentaire)
  par le D' L. Pascault, de la S. V. de F. (2ᵐᵉ Edition) 3.50
Conseils sur l'alimentation, par le D' L. Pascault. 3.50
L'Alcool au point de vue alimentaire, par le D' L. Pascault . . . 0.50
Tourisme et Alimentation, par le D' L. Pascault 0.40
Critiques et indications des divers régimes alimentaires, par le
  D' L. Pascault 0.40
Les Aliments essentiels, par le D' L. Pascault 0.50
Les Fruits dans l'Alimentation, par le D' Marcel Labbé, professeur
  agrégé à la Faculté de Médecine de Paris 0.60
Faut-il être Végétarien ? (24 figures), par le D' Henri Collière, de
  la S. V. de F. 3.00
Végétarisme et Longévité, par le D' Henri Collière, de la S. V. de F. 0.60
Désintoxication organique et Régime Végétarien, par le D' G. Guelpa. 0.75
L'Education physique de l'enfant, par le D' Victor Pauchet (d'Amiens). 0.40
L'Art de rester jeune, par le D' Victor Pauchet 0.50
L'Alimentation et l'Acide Urique par P. Fauvel de la S. V. de F. . . 0.50
La Cure de la Tuberculose par le Végétarisme, par le D' P. Carton. 0.75
L'Alimentation des Tuberculeux, par le D' Georges Petit 0.30
Comment on doit nourrir les enfants, par le D' H. Sosnowska . . . 0.30
  25 ex., fr. 5 50 — 50 ex., 9 fr. — 100 ex., 15 fr.
Le Jeûne, par Mᵐᵉ le D' H. Sosnowska 0.30
Enquête scientifique sur les végétariens de Bruxelles, par Mˡˡᵉ le
  D' Ioteyko et Mˡˡᵉ Kipiani, candidate en sciences 1.50
Aliments complets, par P. G., membre de la S. V. de F. 0.25
La Table du Végétarien. Choix, préparations et usage rationnels des
  aliments (953 recettes), 4e édition 4.00
Petit Guide pratique de Cuisine végétarienne 0.25
  25 ex., 4.75 — 50 ex., 7.50 — 100 ex. 12.50.
La Réforme de l'Alimentation. Exposé sommaire du végétarisme : Ses
  avantages au point de vue moral, économique et social, par un membre
  de la S. V. de F. 0.60
Les Moralistes et le Régime végétarien, par Mᵐᵉ H. de Pape . . . 0.40

AUTRES PUBLICATIONS VÉGÉTARIENNES

Les adhésions à la Société Végétarienne de France sont reçues au Secrétariat : 53, RUE DE VAUGIRARD, à PARIS.